AF581431

J. DERÔNE

PRAGUE

ET SON EXPOSITION INTERNATIONALE DE PHARMACIE

1896

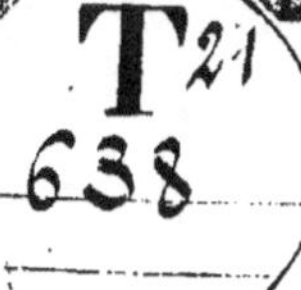

PRAGUE

ET

SON EXPOSITION INTERNATIONALE DE PHARMACIE

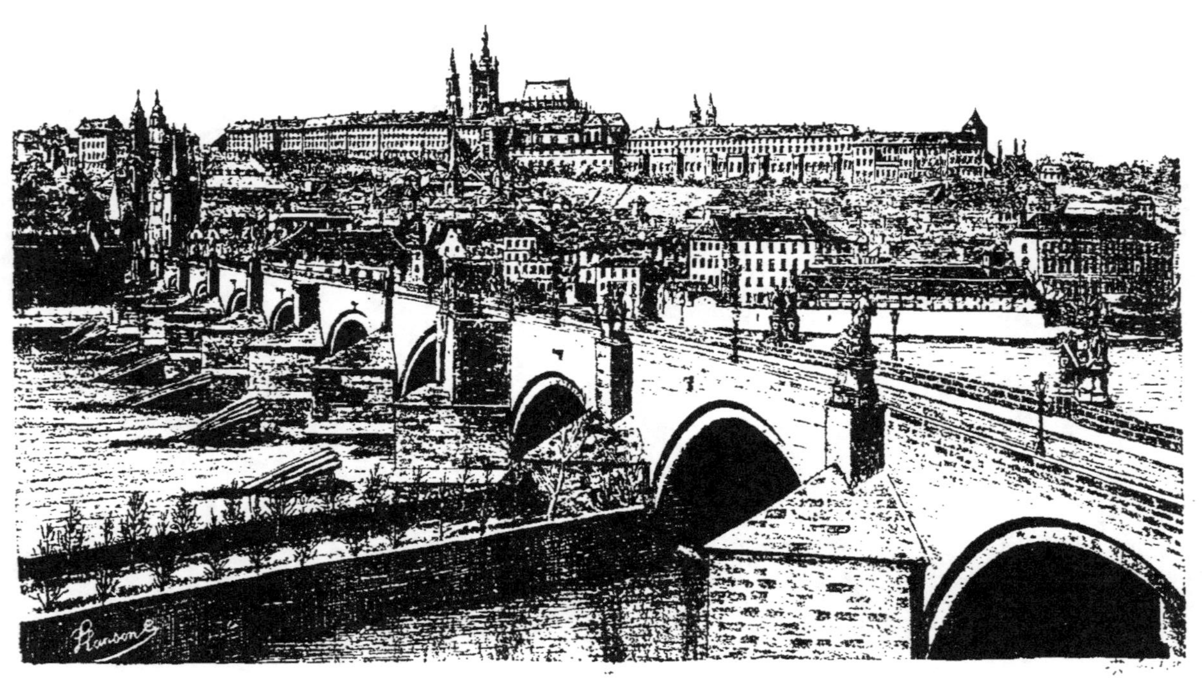

VUE GÉNÉRALE DE PRAGUE

PRAGUE

ET

SON EXPOSITION INTERNATIONALE DE PHARMACIE

La Société syndicale des pharmaciens de la Côte-d'Or ayant bien voulu me donner le mandat de la représenter au Congrès de pharmacie de Prague ; d'autre part, la même société désirant participer à l'exposition pharmaceutique ouverte du 15 août au 15 septembre dans cette ville, plusieurs lettres avaient été adressées à M. Fragner, président du comité exécutif, tant par M. Kauffeisen, de Dijon, que par M. Bocquillon, représentant à Paris du comité de l'exposition. Aucune réponse n'ayant été faite, je résolus d'en référer à M. Frantisek Thomayer, directeur des jardins publics de Prague, pour qui j'avais une lettre de recommandation. Je sus plus tard que M. Fragner était gravement malade et qu'à ce fâcheux évènement étaient dus l'arrêt de la correspondance ainsi que le trouble apporté dans l'organisation du Congrès. Avec beaucoup d'obligeance M. Thomayer, qui malheureusement se trouvait absent de Prague quand je suis allé le voir, transmit ma lettre à M. Štepánek, un des principaux organisateurs de l'exposition, dont voici la réponse :

Prague, le 20 août 1896.

MONSIEUR,

En réponse à votre honorée du 13 août, adressée à M. Thomayer — qui ne m'est parvenue qu'aujourd'hui — j'ai l'honneur de vous informer que l'exposition est déjà ouverte dès le 15 août. Les séances commenceront le 24 août, à 9 heures du matin, au panthéon du Musée. Il y aura beaucoup de confrères étrangers, et j'espère que je pourrai saluer aussi le délégué de la Société de pharmacie de la Côte-d'Or.

Agréez, cher Confrère, etc.

J. Štěpánek.
Vice-président du comité exécutif.

Il était évident, d'apres cette lettre, qu'il était trop tard pour me rendre au Congrès. Je me mis néanmoins en route pour visiter l'exposition.

Parti de Dijon le mardi soir 25 août, à minuit, la vapeur m'emporte rapidement à Bâle et de là à Stuttgart par la ligne de Karlsruhe. Le lendemain matin, je prends le train pour Prague en passant par Nüremberg. Cette partie de la Bavière ressemble à certaines vallées de la Suisse. Partout de verts pâturages, des forêts de sapins et des chalets. Voici le Bœhmerwald avec ses immenses forêts dont quelques-unes sont encore, dit-on, de véritables forêts vierges. La voie monte d'une façon insensible, visite de la douane à Furth et au passage de Domažlice, point le plus bas de la chaîne, le pays change d'aspect. Nous sommes en Bohême. Plus de verdure ni de chalets, le pays est un plateau légèrement ondulé et fertile, beaucoup de céréales et de champs cultivés, de nombreux villages et des villes manufacturières. Pendant un arrêt à Plzen (Pilsen en allemand), vieille ville historique, les voyageurs se régalent de saucisses en buvant la célèbre bière de Pilsen. Entraîné par l'exemple, je fais comme eux : les saucisses sont excellentes, la bière également. On traverse des tourbières dont les eaux donnent leur couleur brunâtre à la Vltava (Moldau) et à ses affluents et bientôt on atteint Beroun. Nous sommes au centre des formations siluriennes disposées comme un bassin elliptique composé de bandes incomplètes dont Prague occupe un des foyers. Bientôt sur un rocher à pic se dresse en une apparition fantastique le vieux château où les rois de Bohême enfermaient les trésors de la couronne. A ce spectacle le ciel ajoute sa fantasmagorie du soir. Les nuages qui n'avaient cessé de l'obscurcir toute la journée s'entr'ouvrent subitement. Le soleil couchant les illumine, les étangs flamboient, les villes, les villages s'embrasent, toute la campagne se change en une immense fournaise. Puis les embrasements s'éteignent et on n'aperçoit plus que de temps en temps quelques derniers rayons à travers les échancrures du Bœhmerwald. La Beraunka roule ses eaux jaunâtres à travers les prairies, on traverse la Vltava et des girandoles de lumière annoncent la grande ville. Nous sommes à Prague, Prague, centre de l'Europe, berceau d'une civilisation ancienne, qui évoque tant de souvenirs historiques et dont le nom résonne comme un poème !

Le lendemain, ma première visite est pour M. Štěpánek. Notre confrère me reçoit très cordialement et me conduit à l'exposition qu'il me fait visiter en détail et où je fais la connaissance de plusieurs pharmaciens tchèques, viennois et roumains.

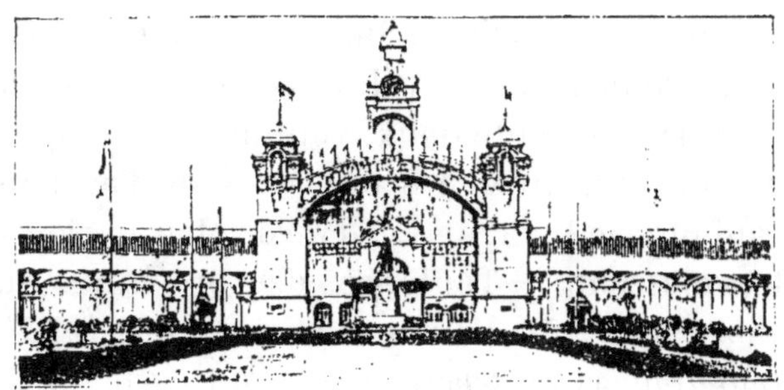

Le palais de Bubenč, édifié en 1891 pour une exposition universelle, se prête merveilleusement aux exhibitions. De vastes jardins l'entourent et en font un lieu de promenade très apprécié. Deux fois par jour des musiques militaires ou civiles se font entendre dans les jardins et, le soir, des fontaines lumineuses, dont la disposition est très-réussie, font un effet féerique.

Devant le palais central, de chaque côté du pavillon de la musique, on a disposé un jardin botanique où sont un certain nombre de plantes utilisées en pharmacie. Dans un petit champ de seigle on a réussi à obtenir de l'ergot.

Pénétrons dans l'intérieur du palais. Le hall du centre, orné d'une statue de S. M. l'empereur d'Autriche, contient les eaux minérales, des appareils d'officine et de laboratoire, un modèle de pharmacie moderne, etc. Dans la salle de la bibliothèque, sur une grande table, sont exposés des journaux mis à la disposition du public. Inutile de dire que la plus grande partie de ces publications se rapporte à la pharmacie. Remarqué : le *Journal de pharmacie et de chimie*, *la Nature*, etc.

Une grande vitrine est occupée par la bibliothèque pharmaceutique de notre confrère M. Bocquillon. J'y vois avec plaisir quelques numéros du *Bulletin* de la Société syndicale des pharmaciens de la Côte-d'Or.

La Société de pharmacie du Sud-Ouest expose plusieurs années d'un *Bulletin* assez volumineux. M. Parmentier, de Commentry, présente deux volumes ; M. Coquelu, à Clermont-Ferrand, plusieurs ouvrages sur l'agriculture et la botanique ; le Docteur E. Gérard, pharmacien supérieur et professeur à Toulouse, des brochures sur la chimie biologique ; M. Crinon a envoyé les *Annales de chimie analytique* et le *Répertoire de pharmacie* ; M. Jolly, de Paris, un ouvrage sur les phosphates. Tel est, dans cette salle, le bilan des pharmaciens français. Pour ce qui concerne les pharmaciens des autres nationalités je citerai : *Montreal pharmaceutical journal*; une note sur un projet de limitation de la pharmacie en Belgique; ouvrages divers envoyés par des pharmaciens anglais, italiens, belges et surtout allemands ou autrichiens. Voici de beaux ouvrages de botanique avec gravures et aquarelles exposés par un éditeur allemand. Sur les murs, une carte topographique des pharmacies de la Bohême et de nombreuses photographies représentant l'intérieur et l'extérieur des pharmacies de Prague et des environs. La vue d'une pharmacie indigène à Hanoï intéresse particulièrement les Français. Une jolie aquarelle est la reproduction d'une pharmacie à Sophia, installation luxueuse où le pittoresque des costumes se mêle agréablement au mobilier très-ornemental de l'officine. Une liste des pharmaciens français ayant fait partie de l'Académie des sciences et de l'Académie de médecine et nombre d'autres tableaux ou gravures complètent l'ornementation de cette salle. Continuons notre promenade. Voici des herbiers de plantes médicinales exposés par un pharmacien tchèque ainsi que des dessins enluminés d'une bonne facture. Installation remarquable de la Société générale autrichienne de pharmacie (1). Nombre de livres anciens, dont quelques-uns très-beaux avec des gravures, collection importante de textiles, de bois, de matière médicale, de produits chimiques, etc. Cette société florissante compte 1272 membres. Tout à côté sont les vitrines d'une association rivale ou du moins émule : la Société de pharmacie de

(1) Allgemeiner œsterreischischer Apotheker-Verein-Wien.

Prague, dont les adhérents sont au nombre de 150. Les pharmaciens allemands (apotheker) font partie de la société de Vienne, les pharmaciens tchèques (lekarna) seuls sont membres de la société de Prague (1). Ceux-ci exposent une collection de pharmacopées autrichiennes, silésiennes, des « *dispensatorium* » nombreux, éditions latines et allemandes ; quelques-uns de ces ouvrages très-anciens doivent avoir un prix inestimable pour les bibliophiles. Un immense tableau schématique donne une idée exacte de la prospérité, des mutations et des ressources diverses de la société.

Plusieurs laboratoires de bactériologie sont représentés par des collections de tubes contenant des cultures. Des maisons de droguerie, la plupart de la région, des pharmaciens bohèmes présentent des produits chimiques, de l'herboristerie et leurs produits spéciaux. Des échantillons de matière médicale de toute beauté sont ceux de la maison Roessler, de Prague. Parmi les exposants étrangers à l'Autriche on remarque les alcaloïdes et les produits divers de M. Bocquillon-Limousin. Absence presque totale de la spécialité telle que nous la connaissons en France.

Les appareils de chimie et les instruments de laboratoire sont bien représentés et sont, à mon avis, ce qu'il y a de plus remarquable à cette exposition. Une maison de Vienne occupe un assez vaste emplacement où l'on peut voir des appareils de formes diverses et de nombreux accessoires. Citons, parmi les machines intéressantes, de petits appareils à pilules, qui en débitent cinq mille à l'heure, des machines à faire les pommades,

(1) En Bohème, il y a 358 pharmaciens et 1393 dans toute l'Autriche. Dans tout l'empire, la pharmacie est limitée.

II. MEZINÁRODNÍ

LÉKÁRNICKÁ

VÝSTAVA

V PRAZE

1896.

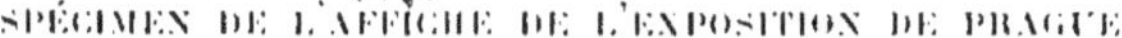

SPÉCIMEN DE L'AFFICHE DE L'EXPOSITION DE PRAGUE

nombre de moules à suppositoires, à ovules, cacheteurs très-pratiques, piluliers à double face, etc. Une petite machine de comptoir servant à fabriquer bougies, suppositoires pleins, suppositoires creux, pastilles et comprimés me semble, si elle était légèrement modifiée, une heureuse innovation.

Parmi tant de belles choses il n'est pas surprenant de voir briller le verre de Bohême, il s'acquitte bien de son rôle : flacons, vases, instruments de chimie scintillent de tous côtés. Une cornue avec son ballon récipient pour la préparation de l'acide azotique me paraissent être ce qu'on a fait de plus volumineux jusqu'à ce jour. Le verre de Bohême est supérieur au verre allemand comme solidité et comme beauté ; pour la chimie il convient parfaitement.

Des instruments de chirurgie sortant en grande partie des manufactures de Prague, la seringue à sérum de Roux, des lits et des tables à opération, des appareils de pansement intéressent les médecins et les chirurgiens. Ce qui concerne l'hygiène domestique, ameublements, vêtements, rien n'a été oublié.

Une autre salle est occupée en grande partie par les vitrines du musée national, un des établissements scientifiques les plus remarquables de Prague. Nombreux sont les ouvrages et les manuscrits exposés par le musée, ainsi que des vases très-remarquables. De petits pots à l'aspect vénérable renfermant des trochisques de drogues anciennes font penser aux apothicaires d'antan. Vieux mortiers, cornues antiques, instruments surannés sont là en souvenir de la pharmacie de nos pères.

Si nous passons aux eaux minérales, nous verrons ce que peuvent le luxe et le confort modernes pour la santé et l'agrément des malades. Il n'est pas surprenant que les établissements thermaux, dont la Bohême est le pays par excellence, soient largement représentés ici. Formée en grande partie de terrains primitifs, la Bohême témoigne un reste d'activité volcanique par ses nombreuses sources salines. Franzenbad, Marienbad, Carlsbad, Sedlitz, Bilin, Pullna, Teplitz sont les plus connues. Photographies, gravures, bouteilles, échantillons de boue ou de tourbe nous donnent un aperçu du luxe de ces établissements, ainsi que du mode d'emploi de leurs eaux. L'alimentation est représentée surtout par le lait stérilisé, les vins, les liqueurs et les boissons hygiéniques. Cette partie est peut-être moins complète que les autres. C'est que, sauf la bière, qui est ici la boisson principale et tient une place importante dans l'alimentation, les autres boissons fermentées et les liqueurs sont généralement peu appréciées ou du moins peu consommées. Il faut en féliciter les Tchèques, l'alcoolisme m'a paru peu développé dans le pays. Aussi la race est forte et l'état sanitaire est généralement bon.

Enfin, quand j'aurai signalé les voitures d'ambulance, les trains pour malades et les cantines médicales, on aura une idée approximative de l'exposition pharmaceutique de Prague. Nous voudrions pouvoir tout citer. Nous renvoyons le lecteur au Catalogue officiel illustré de l'exposition.

En résumé, on peut dire que c'est une belle manifestation de l'art du pharmacien. Le principal mérite des pharmaciens tchèques est d'en avoir pris l'initiative et d'avoir mené à bien cette entreprise (1). La mise en scène, l'arrangement sont parfaits et rappellent par le

---

(1) Certains jours, il y a eu plus de 11.000 entrées. La balance financière de l'exposition a été, paraît-il, assez favorable : il n'y a pas eu de déficit.

bon goût nos grandes expositions de Paris. Le mérite en est surtout à M. Arthur Gobiet, représentant officiel de l'exposition. M. Gobiet, qui est Belge, habite depuis plusieurs années Prague, où il est honorablement connu. En somme, la pharmacie en Autriche et particulièrement en Bohême marche de pair avec celle des autres pays, sinon pour les produits chimiques (1), du moins pour l'herboristerie et la pharmacie galénique. Elle est même en progrès très marqué pour ce qui concerne les appareils et instruments de pharmacie et de chimie. Si nos souvenirs sont exacts, nous n'avons pas vu à l'exposition universelle de 1889 autant d'appareils de laboratoire et la pharmacie n'avait pas l'importance qu'elle aurait dû avoir dans l'ensemble des produits divers. Si, au contraire, on veut comparer l'exposition de Prague avec nos expositions françaises d'hygiène, on trouvera que, si la première est supérieure à celles-ci par le nombre et la variété des médicaments, des produits chimiques et des appareils, par contre, et que nos amis les Tchèques me pardonnent ma franchise, la partie hygiénique n'est pas ici à la hauteur de la partie médicale proprement dite. C'est presque en vain que nous avons cherché ce que l'art de l'ingénieur avait fait pour l'assainissement des villes et des habitations. La question si importante des eaux potables est à peine effleurée. Un seul exposant présentait des appareils à filtrer. Cependant la filtration des eaux devrait avoir son application à Prague même, dont plusieurs quartiers n'ont que de l'eau de puits.

Cette eau est très malpropre et les puits doivent être

(1) L'industrie chimique en Bohême, m'écrit M. Schreiber, n'est pas étendue. Les produits principaux sont : alun, sulfate de soude, carbonate de soude, sels de bismuth, d'étain, de zinc, les produits de goudron, le cyanure de fer et de potasse, l'acide salicylique et le salicylate de soude (seulement dans l'usine de Kolin).

contaminés. Ce qui concerne l'étude et la recherche des falsifications des denrées alimentaires (1), les ambulances civiles et militaires, les hôpitaux de campagne n'ont pas non plus ici une importance comparable à ce que nous avons vu aux expositions d'hygiène de Paris et de Dijon.

Sauf ces quelques restrictions, l'exposition de Prague était intéressante pour le public, instructive pour les spécialistes et elle sera l'honneur des pharmaciens de Bohême.

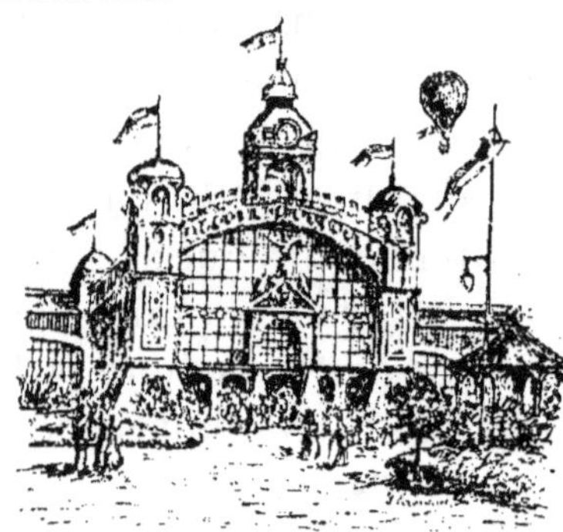

Le soir, les salles de l'exposition sont fermées, mais le public reste dans les jardins. La musique, qui la journée s'était fait entendre devant le palais, va prendre place dans un élégant pavillon au milieu du parc, les cafés sont pleins, les uniformes des fonctionnaires et des officiers brillent dans la foule. Ici, un orchestre slovaque en costume national fait entendre sa musique et ses chants, des femmes en jupe rouge et en bas rouges dansent des pas de leur pays; ailleurs, c'est un théâtre où on joue des pièces en langue bohème. Enfin, voici l'heure des fontaines lumineuses. On se rassemble pour voir s'élancer leurs gerbes multicolores; puis la foule se disperse de nouveau au son d'un opéra tchèque ou d'une danse nationale.

(1) A Prague, il n'y a pas encore un laboratoire public chargé de la recherche des falsifications des denrées alimentaires, mais dans peu de temps il y en aura deux installés par l'État et par la ville de Prague. Une loi concernant la falsification des denrées vient d'être codifiée pour toute l'Autriche; en conséquence de cette loi, des laboratoires publics seront installés dans toutes les villes importantes de l'empire. (Communication de M. Schreiber.)

Mes autres journées sont employées tant à revoir l'exposition qu'à visiter les monuments de Prague. A l'entrée de la vieille ville se dresse la masse imposante de la Tour des poudres.

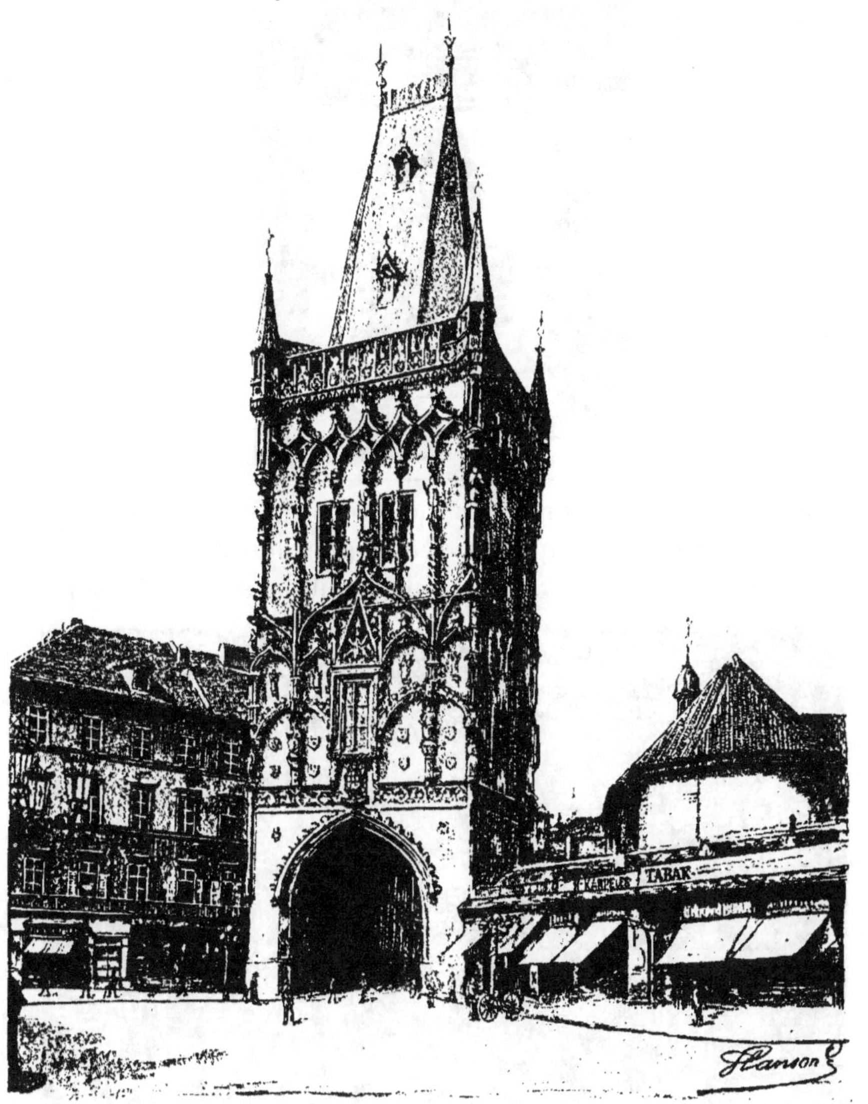

Plus loin, c'est l'Hôtel-de-Ville avec sa curieuse horloge, la *Karlsbrücke* avec ses tours, ses statues, pont d'où saint Jean Népomucène, patron de la Bohême, fut précipité dans la Vltava pour n'avoir pas voulu révéler la confes-

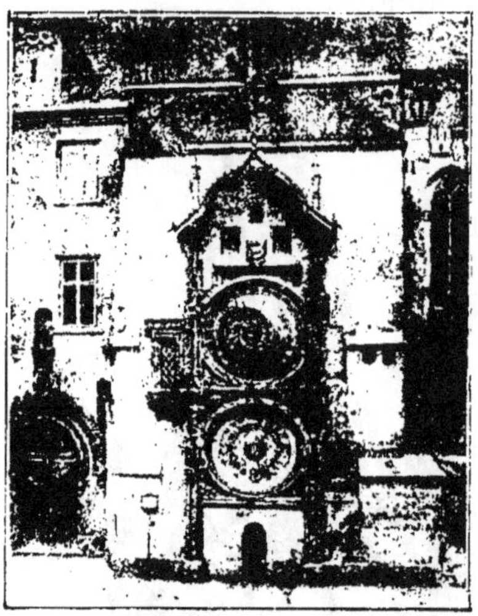

sion de la reine. L'ancien cimetière juif avec ses tombes noircies par le temps, la synagogue, lourd et sombre monument du XIIIe siècle à demi enfouie dans le sol.

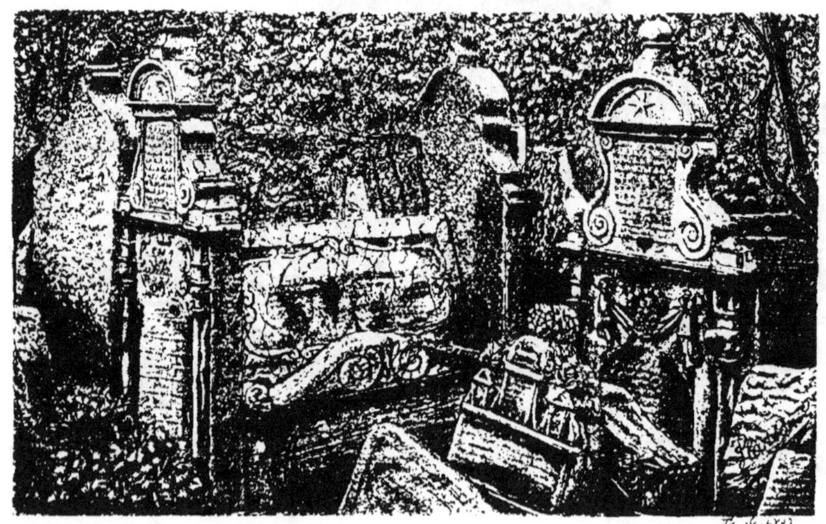

Bien intéressante cette promenade à travers la *Joseph-stadt*, l'ancien quartier juif encore peuplé en partie d'Israélites. Petites rues étroites et malpropres où grouillent des troupes d'enfants en haillons, où s'étalent de sordides étalages de fripiers. Ici des marchands de bric-à-brac guettent leurs clients, là une femme encore jeune, accroupie sur le seuil de sa demeure, est entourée de monceaux de choses innommables : vieux habits, bottes éculées, débris de grandeurs déchues, objets les plus hétéroclites étonnés de se trouver ensemble.

A côté de ces misères, un peu de gloire. C'est le grand drapeau pendu dans le temple et donné aux juifs par l'empereur Ferdinand III en récompense du courage qu'ils déployèrent pendant le siège de Prague par les Suédois.

En haut de la place Vinceslas (*Wenzelsplatz*), où je loge, se trouve le Musée national. C'est un beau palais de construction récente ; un magnifique escalier double conduit aux étages entourés de galeries à colonnes de marbre. Diverses collections remplissent les vitrines : préhistoire, archéologie, manuscrits, numismatique, médailles, minéralogie, dont les échantillons sont de toute beauté. On sait que la Bohême est un pays riche en minéraux (1). Dans d'autres salles, on a reconstitué des intérieurs et des scènes de paysans tchèques, slovaques et autres. Une salle d'un intérêt supérieur pour le naturaliste, c'est le *Barrandeum*, où sont exposées les

(1) Dans le terrain silurien, la bande d₁ de l'étage D fournit à elle seule les minéraux suivants :

Hematite.	Pyrolusite.	Malachite.	Kaolin.	Pyrite.
Siderose.	Cuprite.	Barytine.	Quartz.	Chalcopyrite.
Limonite.	Dolomie.	Gypse.	Siderose.	Cinabre.
Chamoisite.	Calcite.	Labradorite.	Apatite.	Galène.
Psilomelane.	Azurite.	Augite.	Melanterite.	Etc.

J. DE MORGAN, géol. de la Bohême.

collections de Barrande, documents de haute valeur qui ont servi au grand géologue à établir son système silurien de la Bohême. Là, il nous a été donné de voir de beaux spécimens de la faune silurienne, des trilobites en parfait état et de tous les étages. Il faut en effet que Barrande ait pu étudier des sujets bien conservés et bien complets pour avoir pu décrire l'embryologie des trilobites ! Ajoutons que le luxe de cet établissement n'est pas seulement extérieur. La disposition des collections, l'étiquetage, tout est parfait comme installation et bon goût. Désirant avoir quelques renseignements sur les environs immédiats de la ville, je demande à être présenté au directeur du Musée. Un gardien m'introduit dans le cabinet de l'éminent Dr Ant. Frič, qui me fait un excellent accueil et me donne d'amples renseignements sur les terrains des environs de Prague, sur les roches et les gisements. M. Frič fait encore plus, il me propose de me faire accompagner par un de ses élèves. Nous prenons un rendez-vous et, à trois heures, M. Fr. de P. Blažka, dessinateur au Musée, et moi, nous prenons le bateau pour Kuchel. Car la Vltava porte bateau en aval et en amont de Prague, mais pas dans la ville. En passant, nous saluons le nom de Barrande inscrit en caractères monstres sur la roche. A Kuchel, un filon de diabase se trouve en contact avec les schistes à graptolites. Je recueille dans ces schistes de nombreux échantillons de ces cœlantérés : *Monograptus priodon*, le plus abondant, *Diplograptus*, *Monograptus turriculatus*, des empreintes de ptéropodes (*conularia*), etc. Aux schistes à graptolites succède un calcaire répandant à la percussion une forte odeur de pétrole et contenant des orthocères. Blažka, qui est un charmant garçon, me fait sentir des pierres qu'il brise en me disant « petroleum ! » En suivant la route de Prague, qui longe la Vltava, on passe au pied de roches à stratification tourmentée par suite de la compression. C'est précisément en haut de ces roches curieuses qu'on a placé la plaque en fonte portant le nom de l'illustre géologue français. Ensuite on traverse l'étage F^2, puis vient une sorte de cuvette formée par les étages G^1, G^2 et G^3 avec l'étage H comme fond. Ces terrains, formés de roches calcaires, renferment de nombreux trilobites. *Calymene, Dalmatites Haussmanni, Proetus Archiaci, Cyphaspis Barrandei,* recueillis près du village de Hlubočep, m'en prouvent l'abondance. A Zlichov, une église construite sur un rocher calcaire dur et sans fossile marque l'affleurement de l'étage F. En se rapprochant encore de Prague, on rencontre plusieurs autres affleurements surmontés finalement par des formations crétacées.

Le dimanche, visite au *Hradshin* qui « est comme le capitole de Prague. » Là se trouvent des palais, des églises, des couvents et le château royal, vaste ensemble de constructions.

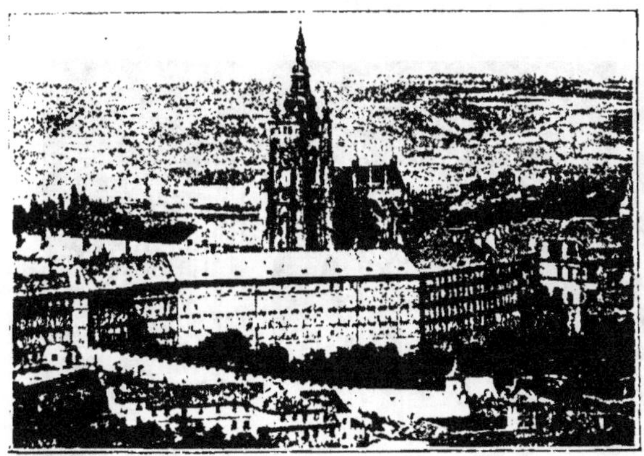

C'est d'une des fenêtres de ce monument, de la salle de la Diète, qu'eut lieu le fait historique connu sous le nom de *Défénestration de Prague*, signal de la guerre de trente ans.

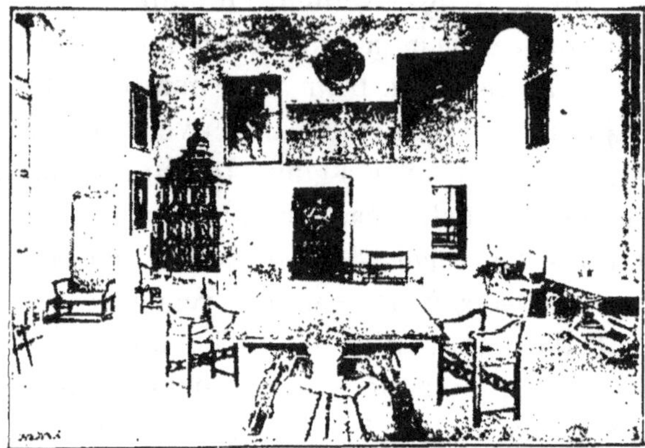

Au centre du château est la cathédrale où officie l'archevêque entouré de chanoines mitrés. Au milieu de la nef s'élève le mausolée en marbre des rois de Bohême; dans l'abside, le tombeau de saint Jean « Nepomuk, » formé de trente quintaux d'argent massif, et au narthex, celui de saint Vinceslas dans une curieuse chapelle attirent de nombreux pèlerins.

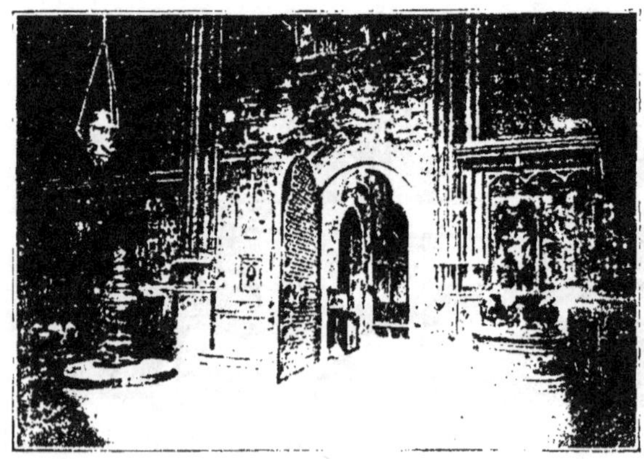

La situation du Hradschin entouré de verdure, baigné

par la Vltava est splendide. Du haut des vieux remparts on a sur la ville une vue magnifique.

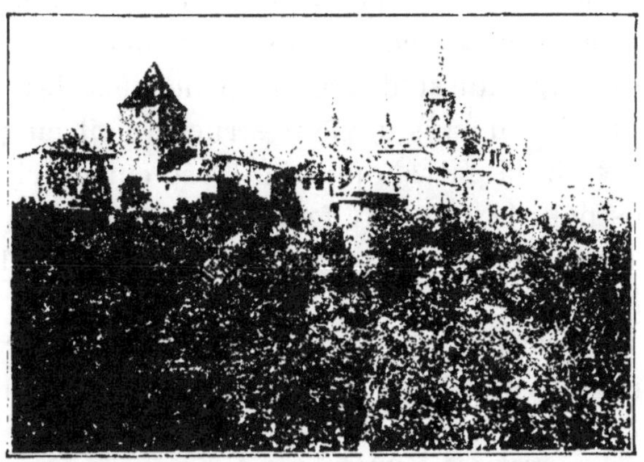

Les guides signalent soixante-dix tours ou clochers. De l'emplacement où je suis j'en compte quatre-vingt-cinq et il y en a encore sur la colline, derrière moi, que je ne puis apercevoir. Prague avec ses palais, ses églises, ses ponts, ses monuments divers est vraiment une ville admirable. Les Tchèques sont à bon droit fiers de leur capitale et on comprend que quelqu'un ait pu dire dans un moment d'enthousiasme : « Si on ne peut voir Naples, il faut au moins voir Prague. »

Le lendemain matin, nouvelle excursion géologique du côté de Schmichow. L'après-midi, je revois encore l'exposition et je parcours la ville : larges et belles rues sillonnées par des tramways ; grands magasins installés avec le même luxe que dans les autres grandes villes d'Europe ; la cristallerie et la porcelaine y tiennent une place des plus brillantes. A chaque pas, de somptueux palais ou de beaux monuments modernes.

Avant de quitter Prague, je vais faire mes adieux à M. le professeur Frič. Il me fait voir un ouvrage illustré de belles planches qu'il vient de publier sur le terrain dévonien de Bohême. Il a restauré un saurien de cette époque et l'a fait couler en bronze, ce qui lui fait un presse-papier d'un modèle aussi original que rare. M. Frič s'occupe aussi des myriapodes fossiles. Pour étudier tous les détails de leur structure, il en prend l'empreinte par la galvanoplastie. C'est encore chez lui que je vois pour la première fois un trilobite muni d'antennes, échantillon envoyé d'Amérique et d'une extrême rareté.

Mais il faut partir. Après cinq jours passés à Prague, je serre une dernière fois la main à mon excellent ami Arthur Gobiet et je prends la ligne de Vienne. Voici successivement Tabor, vieille ville où la secte religieuse des Taborites tenait ses assemblées, au temps de Jean Huss et de Ziska, Wesely, Budějovice (Budweiss), ville industrielle possédant la plus grande place de la Bohême. J'y fais la connaissance d'un sympathique confrère, M. Gustav Sazyma. Il parle le français avec facilité et se promet, dit-il, de venir bientôt en France.

Presque toutes les personnes avec qui j'ai été en relations en Bohême connaissent Paris et veulent y revenir voir la prochaine exposition.

La voie ferrée quitte la Bohême pour entrer dans la Haute-Autriche et traverse le Danube à Linz.

Bientôt je suis à Salzbourg. Ce n'est pas à tort qu'on vante la beauté du site de la « Rome allemande. » Du haut des rochers à pic qui la dominent on a un panorama merveilleux. Je passe un moment agréable au musée où, à côté des souvenirs de Mozart, on a reconstitué des intérieurs moyen-âge. Dans ces chambres meublées à l'antique, encombrées de bibelots de l'époque, on se croirait transporté à un autre âge.

Le lendemain, je suis à Munich dont je visite rapidement les musées, les monuments et les serres du jardin botanique. Je me dirige ensuite sur Lindau, île charmante sur le lac de Constance et point terminus de la ligne.

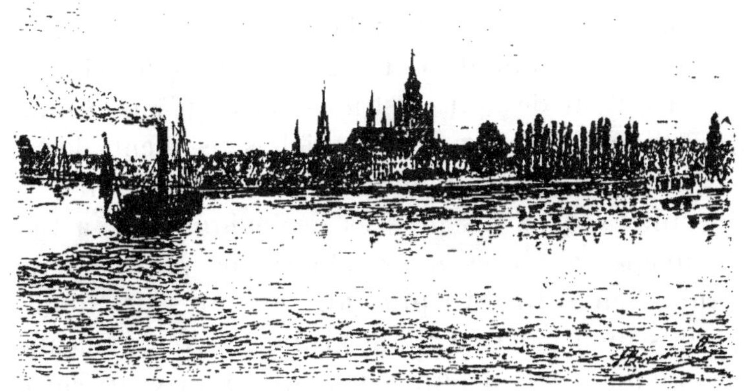

J'avais déjà traversé la mer Souabe, mais par un temps pluvieux. Aujourd'hui, le ciel est radieux et c'est féerique. Oh ! le lumineux sillon que forme sur les eaux le soleil encore resplendissant quoique déjà sur son déclin. L'œil ne peut en contempler longtemps l'éblouissant éclat. Jusqu'à l'horizon le lac étend sa nappe d'un vert glauque : à droite et à gauche, de hautes montagnes aux flancs abrupts brillent au soleil. Leur masse grise mouchetée de neige forme un cadre qui s'harmonise avec les eaux. Le vapeur avance toujours, faisant escale à Wasserbourg, à Friederichshafen où nous prenions, il y a deux ans, le train pour Ulm. Une barque de pêcheurs attardés stationne au large. Cependant le soleil s'abaisse, de légers nuages en tempèrent l'éclat mourant et le lac prend par endroits une teinte de cuivre rouge. Des brouillards voilent les rives basses et marécageuses du duché de Bade, les montagnes s'estompent et leur crête indécise se confond peu à peu avec la brume. L'obscurité augmente et les rivages prennent de vagues contours. Encore quelques ors et quelques cuivres du côté du couchant; bientôt lumière, couleurs, tout disparaît et à la nuit nous touchons à Constance.

Je n'ai qu'un court arrêt dans cette vieille cité, dont j'ai pu admirer autrefois les fers forgés, les maisons peintes et la salle du Concile. Je pars pour Singen.

Un auteur des plus estimés écrit qu'à « Œninghen, près Singen, » se trouvent les riches gisements de plantes et d'insectes de la molasse miocène dont on voit les spécimens dans les musées géologiques. Or, à Singen, je m'aperçois que mon géographe n'a pas raison. Œninghen se trouve plus au sud, près de Stein. J'en prends mon parti en allant visiter les cônes volcaniques de phonolite, dont l'un, surmonté d'un vieux *burg*, est tout près du village. Il me faut ensuite aller à Stein, jolie petite ville sur les bords du Rhin. Comme à Constance et à Schaffouse, les maisons sont peintes à fresque, des balcons en encorbellement sont ornés de fleurs, les fontaines surmontées d'un lansquenet. Toutes les villes de cette région ont un cachet particulier et charmant. Malgré une pluie torrentielle, je dois faire cinq kilomètres à pied pour trouver le village d'Œninghen. Arrivé là, je cherche en vain le fameux gisement. J'ai enfin la bonne fortune de rencontrer quelqu'un pouvant me donner des indications. C'est l'estimable curé du village qui, d'une façon fort aimable, s'empresse de me procurer un jeune garçon pour me servir de guide. Il me prévient que le gisement est bien épuisé par les nombreuses recherches qu'on y a faites. En effet, au bout d'une heure de marche dans la montagne formée de sables et de cailloux roulés, par un chemin dominant le

Rhin et les Alpes suisses, nous voici sur la molasse. C'est ici qu'on a découvert 500 espèces végétales fossiles et quantité d'insectes. La disposition et le nombre des fossiles sont tels qu'on y reconnaît jusqu'aux saisons successives. Les fleurs de camphrier annoncent le printemps, les fruits d'orme et de peuplier l'été, ceux de camphrier et de dyospiros l'approche de l'automne. L'hiver était particulièrement doux : il suspendait quelque peu, mais sans l'interrompre, la végétation. C'était un climat analogue à celui de Madère (1). Tous les musées d'Europe se sont enrichis de ces précieux documents. Néanmoins, je trouve encore quelques empreintes de feuilles, des débris de plantes et des mollusques d'eau douce. Déjà, au siècle dernier, Œninghen s'était rendu célèbre par la découverte qu'on y avait faite d'un fossile qui fit alors quelque bruit dans le monde, le fameux squelette d'homme contemporain du déluge, *homo diluvii testis*, que Cuvier reconnut plus tard pour n'être qu'une salamandre de grande dimension.

Cette excursion géologique devait être la dernière de mon voyage. Le soir, je couchais à Bâle, et le lendemain, après quelques heures passées dans cette ville, je rentrais en France.

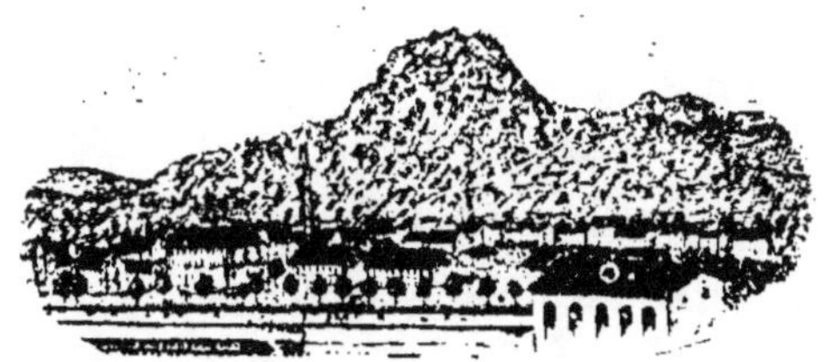

LE VOLCAN ÉTEINT DE SINGEN

(1) Heer in Lapparent et in Velain.

Dijon, imp. Jacquot et Floret.

www.ingramcontent.com/pod-product-compliance
Lightning Source LLC
LaVergne TN
LVHW050506160826
845677LV00003B/979

HISTOIRE DE BOUELLES

(Seine-Inférieure)

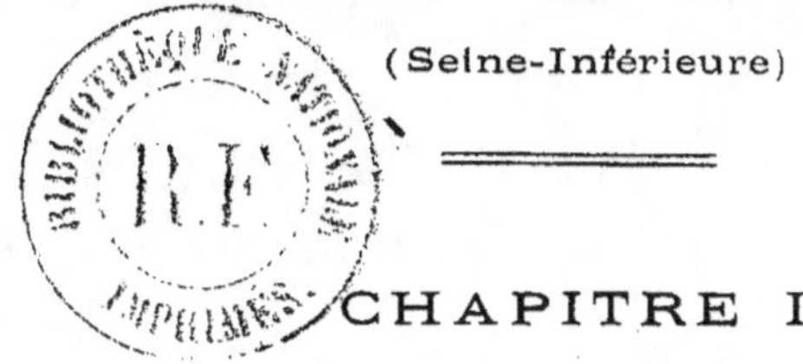

CHAPITRE Ier

Orthographe — Etymologie — Description

Hameaux — Population

Lieux-dits — La Croix de Bouelles — Industrie

PAR L'ABBÉ M. HIARD

Curé de Gruchet-St-Siméon

Ancien Curé de Bouelles et Graval

SOTTEVILLE-LÈS-ROUEN

Imprimerie E. LECOURT

Rue Pierre-Corneille, 48

—

1908

HISTOIRE DE BOUELLES

CHAPITRE PREMIER

Orthographe. — Etymologie. — Description Hameaux. — Population Lieux-dits. — La Croix de Bouelles. — Industrie.

§ 1er. — Orthographe

Nous trouvons le mot Bouelles, en latin *Boellæ*, écrit de différentes manières, et cela aux mêmes époques, ce qui indique, non pas un changement d'orthographe, mais bien un nom écrit suivant sa consonnance plutôt que suivant sa véritable étymologie. Aussi lit-on quelquefois sur les parchemins : boel, boesles, boeles, boele, bouëlle, boell ; mais assez rarement à dire vrai. Depuis le XIIIe siècle, époque à laquelle remontent nos plus anciens manuscrits, les deux orthographes les plus communes sont Bouelle et Bouelles. La première est celle qui semble prévaloir de nos jours, cela tient peut-être à ce qu'elle fut adoptée par les comtes de Bouelle et qu'elle l'est aujourd'hui par l'état-civil, mais nous la croyons moins bonne, aussi acceptons-nous la seconde qui est de beaucoup la plus usitée dans les parchemins et divers manuscrits qu'il nous a été donné de parcourir.

Quant au nom latin du pays, *Boellæ,* qui est un pluriel, nous ne croyons pas pouvoir l'invoquer à l'appui de notre préférence, tant il est vrai, suivant une remarque de M. Ch. de Beaurepaire, « qu'on » ne doit pas toujours rechercher l'étymologie dans les formes lati- » nes qui sont toujours des traductions, souvent avec pitoyables » jeux de mots, de la désignation primitive (1) ». Pour ce qui est du

(1) Recherches sur la population de la généralité et du diocèse de Rouen avant 1789, par M. Charles de Robillard de Beaurepaire, membre de la Société des Antiquaires de Normandie, correspondant de l'Institut, 1872.

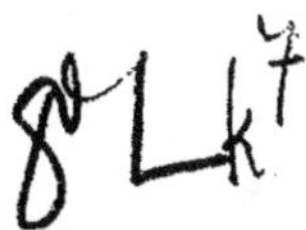

mot Bouelles, nous le trouvons, dans une charte latine de 1150, écrit Boell, dans une autre de 1211, Boeles, et enfin dans le pouillé d'Eudes Rigaud (1) qui fut archevêque de Rouen de 1247 à 1276, avec la forme latine de *Boellœ.* Ce qui nous indique que la forme primitive était en usage en même temps que la forme latine et qu'elle lui était probablement antérieure, comme nous sommes portés à le croire d'après son étymologie.

§ 2. — Etymologie

Quelle est l'origine et la signification du mot Bouelles ?

La plupart des auteurs qui ont parlé des origines de notre commune prétendent, en se copiant l'un l'autre, que d'après Duplessis, « le nom de Boële ainsi que celui de Bulli viennent du mot celtique » Bulles qui signifie : des arbres naissant dans des lieux humides » (2).

M. P. de la Mairie (3) décompose ainsi le mot Boël venant de deux mots celtiques : *boc* ou *bosc* qui signifie bois, et *el* qui signifie eau. Nous trouvons très souvent dans notre département le mot bosc ajouté à un autre nom pour désigner un pays et pouvant très bien avoir le sens de bois, par exemple : le Bosc-Béranger, le Bosc-Geffroy, le Bosc-le-Hard, etc. On retrouve également encore aujourd'hui dans le patois picard le mot bo ou bosc pour signifier bois (4). Dans cette acceptation Bouelles ou Boël signifierait donc : bois situé dans un marais.

Cette étymologie pourrait être la vraie, car une partie du pays abonde en endroits humides et en sources. Ces endroits ont été très améliorés par la culture et les drainages, mais à une époque reculée ils devaient être de véritables marais. Quelques-uns le sont encore aujourd'hui malgré de longs et dispendieux travaux. Mais, selon

---

(1) Recueil des histoires des Gaules et de France. Tome XXIII.

(2) Essai historique et archéologique sur le canton de Neufchâtel par l'abbé Decorde 1848.

(3) Recherches historiques et archéologiques sur les possessions des sires normands de Gournay. — Le Bray normand et le Bray picard et sur toutes les communes de l'arrondissement de Neufchâtel par N. R. P. de la Mairie.

(3) Dicton picard :

Du brouillard sur ce bos.
De la pluie sur le dos.

nous, cette signification ne serait pas assez précise, car la nature du terrain que nous venons de décrire étant celle de tout le sol brayon, elle pourrait s'appliquer à tous les pays compris dans cette région.

De plus, si nous considérons la topographie de notre commune qui, située en partie seulement dans le pays de Bray proprement dit, contient aussi une grande quantité de terres en labour, nous verrons qu'elle s'étend dans sa majeure partie sur des terres nullement humides par leur nature, les unes situées sur le penchant d'une colline, les autres sur un plateau assez élevé.

L'étymologie proposée ne conviendrait donc qu'à la partie désignée sous le nom de fond de Bouelles et qui comprend le centre de la commune. Dans ce cas, le tout aurait tiré son nom d'une partie. Ce qui serait possible et ne serait pas sans exemples.

Nous avions d'abord adopté cette étymologie, malgré ce que nous pourrions appeler ses défauts, quand un article de la *Semaine Religieuse* du diocèse de Rouen, année 1896, intitulé : *Les Ducs de Normandie* et dû à la plume de M. l'abbé Tougard, dont on ne peut nier la compétence en matière d'érudition, nous mit sur une autre trace.

Voici le passage qui nous concerne : Rollon (mort en 930), » chef élu par ses compagnons, fut le premier entre ses égaux. Ces » compagnons devinrent seigneurs territoriaux et partagèrent leurs » domaines à des vassaux qui, eux-mêmes, les donnèrent en partie » aux simples soldats pour les faire valoir, à charge de certains » hommages et redevances à leur égard.

« Voici comment on explique la formation des villages. Le » terrain destiné aux colons se partage en portions égales nommées » boels dans la langue du temps et parfois plus longues que larges, » d'où le nom de long boël. A l'extrémité du boël (cour ou masure) » chacun élevait sa chaumière. Toutes les portes s'ouvraient du » même côté sur le chemin, qui devenait ainsi la rue du village. Le » fond assigné à chaque famille était peu étendu ; elle en avait à » jamais la jouissance, moyennant une rente de quatre à cinq sous » par acre. Les noms normands sont moins nombreux dans le pays » de Bray... »

Si cette étymologie était la véritable, le mot Bouelles serait un nom normand et ne remonterait pas au-delà du xe siècle. Ceux qui voudraient admettre cette opinion pourraient l'établir sur l'ensemble du pays qui est très resserré d'une part par la commune de Nesle-Hodeng et de l'autre par celle de Neuville-Ferrière, tandis que sa longueur est bien supérieure. La largeur moyenne de Bouelles est de deux kilomètres à peine, tandis que sa longueur moyenne est de cinq kilomètres environ, à vol d'oiseau, bien entendu. Dans ce cas, Bouelle voudrait dire : portion de terrain beaucoup plus longue que large. Ce serait un vulgaire boyau, un boele, comme on disait encore au XIIe siècle.

Cette étymologie répond bien à l'ensemble du pays. Nous hésitions encore cependant entre celle-ci et la précédente, quand la Providence nous fit rencontrer le R. P. Jouan (1), un érudit breton, qui voulut bien nous donner par écrit les renseignements suivants qui confirment l'étymologie de M. l'abbé Tougard avec cette différence que lui, il fait venir le mot Boel, aujourd'hui Bouelles, non pas du normand, mais d'une langue antérieure parlée dans nos contrées par les Britones (les Bretons) qui habitèrent plusieurs siècles avant Jésus-Christ sur les bords de la Somme (2) comme en font foi les commentaires de Jules César (3) :

» Bouelle ou Bos-el, il n'y a pas à tenir compte de l'orthographe
» actuelle. Qu'on écrive Bouelle, Boesle, Boële et même Bowel,
» c'est tout un et ces différentes formes anciennes se traduisent, en
» français, par le mot Boyau, qui ne signifie pas seulement une
» partie des intestins, mais tout endroit long et rétréci, plus ou

(1) Le R. P. Jouan, professeur de philosophie et de sciences physiques et naturelles, à Saint-Ilan (Côtes-du-Nord), religieux de la congrégation des Pères du Saint-Esprit.

(2) Les Britones habitèrent d'abord la contrée connue aujourd'hui sous le nom de Ponthieu, et, tout naturellement, ils se répandirent un peu dans les contrées avoisinantes, de là ils émigrèrent dans la Grande Bretagne (aujourd'hui l'Angleterre) et, quoiqu'ils n'aient habité qu'une faible partie de ce pays, toute la contrée s'appela de leur nom Brittania. Enfin, refoulés par de nombreux conquérants, ils repassèrent la mer et vinrent s'établir dans la partie de la Gaule, connue sous le nom d'Armorique, qui prit aussi son nom nouveau de ces habitants récemment arrivés, c'est aujourd'hui la Bretagne.

(3) Voir les *Commentaires de C.-J. Cæsar* sur la guerre des Gaules, liv. II et liv. V.

» moins en zigzag. Littré met aussi : passage étroit et fait venir ce » mot du picard Boelles : « Cette chambre est un boyau ».

» Bouel, Bowel, Boel est le seul mot que nous ayons en breton » ou en armoricain pour signifier boyau.

» Donc si la vallée de Bouelles répond et satisfait à cette » signification descriptive et qualificative du mot, l'étymologie serait » pour moi Bouel, Boël ou Bowel, boyau.

» Prenons maintenant Bos-el, — Bos, bois et el, eau. - Passe » pour Boos, bois, car il y a les mots : bo, boo, bosc, bosquet, busch, » etc. Le breton armoricain n'a que le mot beus, bus, d'où viennent » bosc et boite,

» Quant à el, eau, je crois qu'on justifierait difficilement cette » racine de eau. Je connais le mot breton, aïen, source, le mot, » arabe, aïen, source, ai, aix, ac, ad et les mots anglais, hollandais, » saxons ou allemands et nulle part, je ne vois le mot el. L'anglais » donne seulement wel, signifiant puits (1) ».

Si maintenant nous comparons cette étymologie avec la première que nous avons donnée, nous verrons que les deux principaux auteurs qui l'ont soutenue, le P. du Plessis et M. P. de la Mairie, ne sont point du tout opposés au sens que nous soutenons, En effet, si le P. du Plesssis, dans sa *Description de la Haute Normandie* page 55 du tome 1er, donne le sens que nous avons indiqué, il dit un peu plus loin, page 350, article Boële : « pour l'étymologie de ce » nom, voyez Bulli (page 55). On peut encore le comparer avec ceux » de la forêt de Long-Boël, près de la rivière d'Andelle et de la plaine » de Long-boiau, près Paris ». — D'autre part M. de la Mairie dit de la forêt de Long-Boël qu'elle est plus longue que large. Est-ce qu'on ne pourrait pas dire que c'est un boyau d'une longueur démesurée, par conséquent un Long-Boël ?

Nous concluons donc en pensant que la véritable étymologie de notre commune est celle qui nous fut donnée par le R. P. Jouan.

---

(1) Lettre particulière du 10 juillet 1900.

§ 3. — Description

Comme nous l'avons déjà dit, par sa position Bouelles n'est qu'en partie seulement dans le pays de Bray proprement dit, aussi n'a-t-il jamais eu cette épithète accolée à son nom, et ce n'est seulement qu'au XVIIIe siècle que l'on trouve dans les archives deux ou trois fois : Bouelles-en-Bray.

D'après la situation financière des communes publiée chaque année par l'administration départementale, Bouelles compte 783 hectares de superficie.

Deux de ses hameaux sont sur une colline formant la séparation des vallées de l'Eaulne et de la Béthune. Le centre de la commune se trouve dans un fond, d'où descend, vers la Béthune, un ruisseau dit de Bouelles, qui prend sa source dans une propriété du château, 60 mètres environ au-dessous du presbytère, et dans une autre appartenant actuellement à M. Goust, de Mesnil-Mauger. Sa grosseur est d'à peu près 22 centimètres, il parcourt 2,040 mètres. Autrefois il faisait tourner le moulin de Bouelles (moulin à auge) qui pouvait moudre dix hectolitres de blé par jour.

La rivière la Béthune baigne le territoire de Bouelles sur un parcours de 1,345 mètres (1) et forme sa limite avec la commune de Saint-Saire au Sud-Ouest. Les autres limites sont à l'Ouest, Neuville-Ferrière ; au Nord et Nord-Ouest, Saint-Germain-sur-Eaulne ; au Nord-Est, Sainte-Beuve-Epinay ; à l'Est, Mortemer ; au Sud et Sud-Est, Nesle-Hodeng.

La ligne du chemin de fer de Dieppe à Paris, par Pontoise, traverse la commune en longeant la rivière de Béthune. Le centre de Bouelles se trouve environ à 2 kilomètres et demi de la gare de Nesle-Saint-Saire, tandis qu'il est éloigné de 5 kilomètres de celle de Neufchâtel.

Le bureau de poste est celui de Neufchâtel. Le facteur arrive vers dix heures dans le centre. Les hameaux sont différemment desservis. Le facteur qui distribue les lettres à Bouelles et les Frais-Agneaux, dessert toute la commune de Nesle-Hodeng et achève sa

(1) Tous ces renseignements ont été puisés aux archives de la mairie de Bouelles.

tournée par les autres hameaux de Bouelles : Les Hallais (en partie) et Cornemesnil, vers cinq heures du soir. L'autre partie des Hallais reçoit sa correspondance le matin, vers neuf heures, par les facteurs qui vont l'un à Graval et l'autre à Mortemer.

Bouelles fait partie du canton et arrondissement de Neufchâtel-en-Bray, dont il est éloigné de 4 kilomètres environ. — La distance pour Rouen est de 49 kilomètres. – Perception de Ménonval, mais le percepteur réside à Neufchâtel.

En 1837, douze chemins traversaient la commune (1), la plupart sont aujourd'hui déclassés et ne servent plus guère que pour le vide des terres ou comme chemins de traverse. Actuellement il n'y en a plus que sept qui sont :

1° Deux chemins de grande communication :

N° 56, d'Arques à Conteville, longueur 1,348 m. ;

N° 135, de Dieppe à Beauvais, longueur 1,741 m., dit route de Gaillefontaine ;

2° Quatre chemins vicinaux ordinaires :

N° 1, d'Esclavelles à Mortemer, longueur 2,946 m. Le terrain où passe ce chemin appartenait à M. Alexis de Bouelles, qui le donna gratuitement à la commune ; c'est ce qui explique probablement la montée si rude, dite de Cornemesnil ;

N° 2, de Bouelles à Nesle-Hodeng, longueur 508 m. ;

---

(1) Ces douze chemins étaient les suivants :

1° de Gaillefontaine à Neufchâtel, du S.-O. au N.-E., long. 2,063 m., aujourd'hui appelé la Cavée ;

2° de Bouelle à la route d'Aumale, du N. au S., long. 2,373 m., traverse Cornemesnil ;

3° de Formerie à Neufchâtel par les Hallais et Cornemesnil, long., 1,303 m ;

4° de Bouelles à Saint-Germain, du S.-E. au N.-O., long. 650 m. limite de Saint-Germain et Sainte-Beuve ;

5° de Bouelles à Sainte-Beuve, 590 m.. N. au S. ;

6° des Fossettes, long. 1,200 m., du N.-O. au S.-E. ;

7° rue de Bouelles du Calvaire à n° 1, long. 1,770 m. ;

8° rue de Cornemesnil, long. 1,080 m. ;

9° chemin de Graval (Hallais), long. 605 m. ;

10° de Bouelles à Neuville, long 620. m. ;

11° de la route de Gaillefontaine à la route d'Aumale par Cornemesnil, long. 2680 m. ;

12° chemin de Neuville à Saint-Germain, long. 1,350 m., limite de Bouelles et de Neuville.

N° 3, de Bouelles à Neuville-Ferrières (inachevé), par le Franc-Val, longueur 917 m. ;

N° 4, de la Maison-Rouge (Les Hallais) à Sainte-Beuve-Epinay, longueur 28 m.

3° Route nationale n° 29 de Rouen à Valenciennes par Neufchâtel et Amiens, dite route d'Aumale.

Bouelles, d'après les cartes dites d'état-major, est à 142-170 m. d'altitude au-dessus du niveau de la mer.

§ 4. — Hameaux.

La commune de Bouelles possède cinq hameaux qui sont : Cornemesnil, Les Hallais, les Frais-Agneaux, la Maison-Bleue et le Mont-de-Campagne. Entre les Frais-Agneaux et la Maison-Bleue, il y a quatre maisons qui font partie du centre de Bouelles :

1° Cornemesnil, appelé aussi quelquefois Cornimesnil, est situé au nord de Bouelles, sur une colline qui forme le versant des vallées de la Béthune et de l'Eaulne et se trouve éloigné du centre de la commune de 1,500 à 2,000 mètres. C'est un hameau n'ayant pour accès que de très mauvais chemins, à moins de gagner la route d'Aumale, ce qui occasionne un détour de 2 kilomètres.

L'étymologie de Cornemesnil nous a été donnée par le R. P. Jouan, en même temps que celle de Bouelles et elle répond si bien à la situation du pays que nous n'hésitons pas à la croire très exacte. Nous devons ajouter que notre bienveillant correspondant ne connaît nullement le pays, ce qui ajoute beaucoup, selon nous, à la valeur de son renseignement.

Voici ce qu'il nous disait dans la lettre déjà citée : « Corne-
» mesnil ou Cornimesnil. — En breton, on dit encore : Corn méné
» ou Corn e méné ; corne de la montagne, ce qui termine la mon-
» tagne ou situé au bout de la montagne. »

Cornemesnil fait suite et termine un plateau sur lequel est située une grande partie de Nesle-Hodeng, et entre autres un hameau populeux appelé La Montagne. Notre hameau de Cornemesnil situé d'une part, comme nous l'avons dit, entre la vallée de Bouelles, au sud, et celle de Saint-Germain, au nord, se trouve encore borné à l'ouest par un profond vallon, appelé la Vallée (hameau de Neuville-Ferrières) et ne se trouve relié que par une faible langue de terre à la colline qui se continue dans la direction de l'Aliermont, de sorte qu'il termine réellement une colline. De plus, la forme que lui donne sa position justifie amplement sa signification : corne de la montagne, angle saillant de la montagne, bout de la montagne (1).

Cornemesnil était le titre d'un demi-fief, qui, croyons-nous, fut toujours possédé par les seigneurs de Bouelles. Il figure quelquefois dans les titres sous le nom de Saint-Jean de Cornemesnil. Il y avait, en effet, dans ce hameau une chapelle dédiée à Saint Jean-Baptiste. Le seigneur avait droit de présenter à l'acceptation de l'archevêque de Rouen un prêtre chargé du desservice de cette chapelle. C'est ce qui ressort d'un aveu du 10 janvier 1551 de Messire Nicolas de Pardieu au duc de Longueville pour le demi-fief de Boelle (Cornemesnil) et d'un autre du 19 octobre 1722, de Messire Jean-Marie de Vougny, seigneur de Boesle, à Messire Thomas Le Gendre... où nous lisons : « j'ai droit de présenter au bénéfice de Bouesle, même » à une chapelle, vulgairement la chapelle Saint-Jean assise audit » lieu de Cornemesnil... »

Nous ignorons l'époque précise où cette chapelle fut détruite. Cependant elle dut l'être entièrement au XVIIIe siècle, et aujourd'hui on ne sait même plus l'endroit précis qu'elle occupait. Il nous a été également impossible de retrouver une liste ou au moins quelques noms des prêtres ayant desservi cette chapelle. Peut-être était-ce le clergé paroissial qui en était chargé ?

On trouve dans le bois près de ce hameau, au bord du chemin de Bouelles à la route d'Aumale, une motte circulaire entourée d'un fossé profond fait de main d'homme que Guilmeth (2) croit être un camp romain d'observation. D'après l'abbé Cochet, cette motte

---

(1) M. l'abbé Tougard donne un autre sens au mot Cornemesnil : Je traduirais plutôt Cornemesnil, nous écrit-il, par *le manoir* (*Mesnile*) *de la Corne* ». Nous n'avons rien à voir avec « *méné* » qui est du breton. Un homme riche se sera fait un beau domaine à l'angle de la côte : d'où *Cornemesnil*. (Lettre du 3 avril 1903).

(2) Géographie du département de la Seine-Inférieure par les abbés Bunel et Tougard — Neufchâtel — art. Bouelles.

circulaire est d'une « époque incertaine, elle mesure de 4 à 5 mètres » de hauteur et 100 mètres de circonférence au moins. Au milieu de » ce terrassement (fait de main d'homme) on a trouvé une muraille » carrée, détruite dans ces derniers temps. On dirait l'assiette d'un » ancien château (1) ».

En 1831, Cornemesnil comptait 16 ménages et 50 habitants ; en 1846, 11 ménages et 36 habitants ; en 1866, 13 ménages et 48 habitants ; en 1886, 11 ménages et 44 habitants ; enfin en 1900, 9 ménages et 36 habitants ;

2° Les Hallais. En breton armoricain Hallech ou Hallec, signifie lieu planté de saules. Nous ne savons si ce serait là l'étymologie véritable du nom de ce hameau. Sur une carte de 1717 dessinée par Fremont (2) ce hameau est désigné sous le nom de : Le Hallet.

Ce hameau était autrefois partagé entre les paroisses de Bouelles et Graval. La partie située sur ce dernier pays était le titre d'une seigneurie possédée par les seigneurs de Graval. Il y encore une maison dite : le Pavillon, qui aurait été le rendez-vous des seigneurs. Cette maison qui n'offre rien de particulier ni de curieux est aujourd'hui la propriété de M. Alfred Bultel, conseiller municipal et trésorier de la fabrique de l'église de Bouelles.

Ce fut seulement au commencement du XIXe siècle, au remaniement du cadastre des communes, que les Hallais se trouvèrent en entier sur Bouelles et séparés de Graval, par une partie de la commune de Mortemer. Ce hameau se trouve tout entier sur le plateau qui domine les vallées de la Béthune et de l'Eaulne. Il est desservi par la route nationale dite d'Aumale et par le chemin de grande communication d'Arques à Conteville. Il est borné au Nord par la commune de Sainte-Beuve-Epinay (hameau de la Maison Rouge) ; à l'Est, par celle de Mortemer et au Sud-Est par le hameau de la montagne (Nesle-Hodeng).

De 1842 à 1854, il a été découvert dans la briqueterie des Hallais, qui n'existe plus aujourd'hui, des vases attribués à l'époque gauloise, mais à des temps voisins et même contemporains de la

---

(1) Répertoire archéologique de la Seine-Inférieure.

(2) Cette carte se trouve à la bibliothèque du Petit-Séminaire du Mont-aux-Malades.

conquête romaine. Pendant ces douze ans, les ouvriers n'ont cessé de rencontrer, à 60 centimètres du sol, des groupes de vases funéraires enveloppés dans une couche de cendre et de charbon. Ces groupes placés à 2 mètres de distance les uns des autres se composaient de 4 à 5 vases réunis ensemble. Plusieurs avaient la forme d'une écuelle, d'autres ressemblaient à l'olla. En juillet 1854, on découvrit une urne ressemblant à une soupière ayant couvercle et contenant des os brûlés, des perles d'os, des perles de silex et des rondelles de fer. Près du vase se trouvait une épée de fer, longue de 80 centimètres et large de 4 à 5 centimètres, avec fourreau en métal. Le tout est au musée de Neufchâtel.

On a trouvé aussi au même endroit des débris de vases et restes de verroteries, parmi les groupes cinéraires de l'époque romaine, ainsi que des tuiles à rebords dans les terres voisines de la route nationale remontant à la même époque (1).

Cette ancienne briqueterie appartient actuellement à M. Dubot.

Les Mouchard, de Neufchâtel, prennent le titre de seigneurs des Hallais dès 1626. Nous trouvons aussi en 1789, les Patry des Hallais. Denis-Hippolyte Patry des Hallais émigra (2).

En 1831, les Hallais avaient 17 ménages et 68 habitants ; en 1851, 22 ménages et 72 habitants ; en 1866, 21 ménages et 71 habitants ; en 1872, 19 ménages et 49 habitants ; en 1876, 21 ménages et 60 habitants ; en 1886, 16 ménages et 58 habitants et en 1900, 18 ménages et 52 habitants ;

3° Les Frais-Agneaux. Ce hameau est divisé en deux parties : les grands et les petits Frais-Agneaux. D'après les tables de recensement, ce hameau varie entre 3 et 5 ménages et entre 13 et 16 habitants. Il est situé sur une petite élévation entre le centre de Bouelles et la rivière de la Béthune.

Nous ignorons ce qui lui a valu son nom. Nous avons trouvé sur un aveu des archives du château ces deux expressions se rapportant à notre hameau : situé..... aux fries-agneaux... et plus loin :

---

(1) Abbé Cochet : répertoire du département de la Seine-Inférieure.

(2) Note due à l'obligeance de M. Félix Clérembray auteur de *La Terreur à Rouen* et de beaucoup d'autres articles relatifs à l'histoire de notre région.

aux fries des agneaux..... Ce qui nous donnerait à penser qu'il doit y avoir similitude d'origine avec la ferme des Fries-Mary, dépendant de la commune de Neuville-Ferrières et ne faisant pour ainsi dire qu'un avec nos Frais-Agneaux, n'en étant séparée que par la ferme des Hauts-Prés.

4° La Maison-Bleue, ainsi appelée parce qu'elle était récemment encore peinte en bleu. Cette dénomination ne remonte certainement pas au-delà du commencement du XIXe siècle. Ce hameau qui ne se compose que d'une ferme, est situé sur la route de Dieppe à Beauvais, dite de Gaillefontaine, sur la limite des communes de Bouelles et de Neuville-Ferrières, à mi-côte en venant de Neufchâtel.

Aujourd'hui cette ferme compte six habitants. Depuis longtemps c'est à peu près la moyenne de sa population ;

5° Le Mont-de-Campagne. Ce hameau ne compte qu'une maison située au millieu des champs, sur le penchant de la colline dite Mont-de-Campagne, et non loin de la ferme de la Vallée (Neuville-Ferrières). Depuis 1856, sa population a varié entre sept et un, population actuelle.

§ 5. — Population

Sous ce titre nous allons parler des différents mouvements de la population de toute la commune, comme nous venons de le faire pour les hameaux. Ces renseignements nous serons fournis, pour la plupart, par les listes de recensement conservées aux archives de la Mairie. En second lieu, nous ferons le portrait des habitants :

1° *Mouvements de la population.* — Le plus ancien chiffre de la population nous est fourni par le pouillé d'Etudes Rigaud (1). A cette époque, au XIIIe siècle, Bouelles comptait 80 feux, c'est-à-dire 80 ménages. — Le pouillé des bénéfices du diocèse de Rouen donne pour Bouelles, en l'année 1738, 87 feux. — En 1793 il y avait 244 habitants.

Passons maintenant au siècle qui vient de se terminer et donnons quelques chiffres

(1) *Recueil des historiens de Gaule et de France,* déjà cité.

Année	1806	—	63 ménages	—	273 habitants
—	1809	—	70 —	—	305 —
—	1826	—	72 —	—	248 —
—	1831	—	83 —	—	333 —
—	1836	—	92 —	—	328 —
—	1841	—	? —	—	319 —
—	1851	—	91 —	—	311 —
—	1856	—	91 —	—	307 —
—	1861	—	? —	—	312 —
—	1866	—	94 —	—	322 —
—	1872	—	87 —	—	298 —
—	1876	—	85 —	—	303 —
—	1881	—	84 —	—	283 —
—	1886	—	82 —	—	283 —
—	1891	—	? —	—	276 —
—	1896	—	70 —	—	245 —
—	1901	—	73 —	—	261 —

Ces quelques chiffres nous montrent que la population de Bouelles fut toujours à peu près la même, du moins au siècle dernier, proportion gardée entre les ménages et les habitants. Donc, si elle diminue, c'est surtout à la diminution des ménages qu'il faut attribuer cette perte. D'ailleurs, le pays, comme toute la contrée, souffre d'un grand mal : la stérélité absolue ou relative des mariages.

2° *Portrait des habitants.* — Les habitants de Bouelles sont animés les uns à l'égard des autres d'excellents sentiments de fraternité. Parmi eux jusqu'alors ne règnent pas, grâce à Dieu, les querelles politiques. Calmes et amis de la paix, ils font aux élections leurs devoirs de bons citoyens sans ostentation et ne demandent qu'une chose : que la paix règne dans les différents degrés de la hiérarchie gouvernementale, comme elle règne au milieu d'eux et surtout qu'on les laisse tranquilles. Les hommes modérés et indépendants sont leurs candidats de préférence. Pour les élections communales qui donnent lieu, dans beaucoup de pays, à de grandes luttes à cause des divers partis et des coteries locales, elles se passent jusqu'alors chez nous dans le plus grand calme. C'est la voix publique qui désigne le ou les candidats qui, étant ainsi désignés, n'ont besoin de faire aucune propagande pour le succès de leur élection

L'indépendance est aussi dans le caractère de nos habitants, accoutumés à se suffire à eux-mêmes, ils n'entendent pas qu'on veuille se mêler de leurs affaires ou qu'on ait l'air de vouloir les diriger. Si cela se produit ils se montrent intraitables. Déjà en 1737, le seigneur de Bouelles, M. de Vougny, avait à se plaindre d'eux sous ce rapport. Gâtés par les précédents seigneurs au sujet des redevances féodales, ils se montrent peu disposés à les payer au nouveau seigneur et, certes, c'était bien à tort. Nous lisons, en effet, dans une lettre du 22 novembre 1737 de M. de Vougny, ancien seigneur, à M. de Croismare, nouveau possesseur du domaine : « les paisans sont pour la plupart d'assez mauvaise volonté et fort à » charge au seigneur (1) ».

Bons vivants comme de vrais Brayons, ils ne dédaignent pas une table bien servie, quelques verres de gros cidre, un ou deux trous normands (dans les fêtes), une bonne tasse de café avec le gloria, la rincette, surrincette, etc., etc. Et que dire du café au trois couleurs (cognac, rhum, kirsh), presque de rigueur dans les grands dîners et très usité pareillement dans les repas sortant de l'ordinaire (2).

Au point de vue de la fortune, le pays jouit d'une modeste aisance, étant très fertile il donne des produits assez rémunérateurs et quelques-uns même de choix. Ce qui n'empêche pas beaucoup d'habitants de se plaindre et de trouver les temps bien durs. Il est vrai que les produits ne se vendent plus aussi cher qu'il y a trente et quarante ans, mais tout considéré, le cultivateur de notre

(1) Archives du château.

(2) Voici comment on procède : on sert le café comme partout ailleurs, quand on en a absorbé environ le tiers ou le quart, suivant que l'on aime l'assaisonnement plus ou moins fort, *on fait son café* (expression consacrée), c'est-à-dire qu'on remplit la tasse en y mettant les trois sortes d'alcool en parties à peu près égales. — Voilà donc un café bien conditionné, mais cette première opération n'est que le *gloria*. Avant que la tasse soit vide on y remet un verre d'alcool, c'est le *pousse-café*. La tasse est maintenant vide et, avec un nouveau petit verre, on ramasse les dernières gouttes des premiers mélanges, c'est la *rincette* ; un quatrième achève le nettoyage, c'est la *surrincette ;* enfin, on prend le cinquième et dernier pour noyer le chagrin de voir le café fini, c'est la *consolation*. — Après cela, heureux celui qui n'est pas brouillé avec les lois de l'équilibre.

contrée est plus heureux que celui de beaucoup d'autres, même de notre département, et certainement s'il y avait un peu plus d'économie, moins de visites aux cabarets, moins de libations à Bacchus, tout irait mieux et les plaignards auraient au moins une modeste aisance. Naturellement, il y a des exceptions chez nous, comme ailleurs, il y en a qui se donnent beaucoup de peine et ne peuvent pas réussir, mais nous pouvons dire qu'ils sont rares. C'est ce qui explique l'absence presque totale de pauvres dans le pays.

Sous le rapport religieux, nos habitants ne fréquentent guère l'église, sauf dans les fêtes, cependant ils sont loin d'être irreligieux au contraire, ils sont respectueux de tout ce qui touche à la religion et du prêtre en particulier. Nous n'avons qu'à les féliciter de leur bon esprit et de leur générosité pour l'église. Malheureusement, ils sont dominés par l'indifférence et se font une religion à eux qui ne ressemble guère à celle du bon Dieu.

§ 6. — Dénomination de certains endroits

Pour beaucoup de ces endroits le nom n'existe plus et c'est en vain que nous demandons des renseignements aux plus anciens habitants du pays. Aussi nous ne pourrons donner des détails que sur quelques-uns :

1° Le chemin aux moines, allant de Saint-Saire aux Hallais en passant par les Fossettes, ainsi appelé parce que c'était celui que suivaient les moines de l'abbaye de Beaubec pour se rendre à celle de Foucarmont, et réciproquement ;

2° Chemin du Franc-Val, allant du centre de Bouelles aux prairies et à la ligne actuelle du chemin de fer, mais il ne suit plus l'ancien tracé qui passait dans la propriété actuelle de M. Constant Létige ;

3° Le camp du Franc-Val, ou encore bouverie du Franc-Val, ou simplement le Franc-Val, bouverie longeant la nouvelle route de Gaillefontaine et connue aujourd'hui sous le nom de bouverie du château ;

4° Rue d'Ostende, chemin partant du précédent et conduisant à la ferme dite d'Ostende, propriété actuelle de M. Tetelin, ancien maire. Cette ferme fait partie du hameau des Frais-Agneaux. En 1763, elle était occupée par Guillaume Bence, elle appartenait à M. de Monsure et était à vendre à cette époque ;

5° Le chemin de la vache ou encore de la queue de la vache, allant des Hallais à Mortemer, en traversant la propriété actuelle de M. Alfred Bultel Dans cette partie, ce chemin, aujourd'hui déclassé, est parallèle à la route d'Aumale ;

6° Rue au Maillard, tendant de Bouelles au grand chemin de Neufchâtel et à Neuville-Ferrières ;

7° Le chemin Arquest ou des Arquets, tendant de La Vallée à Neuville, et faisant la séparation des deux communes de ce côté ;

8° Le Curiamont, au terroir des Frais-Agneaux ;

9° Le camp Pellevillain, à Cornemesnil ;

10° La Haye haitte, la Hayette, la Haye verte, située à La Vallée, sur la limite des deux paroisses de Bouelles et de Neuville ;

11° La Noix ou la Noë, aujourd'hui la côte Noë ;

12° La Maladrerie, située, probablement, sur le chemin des prairies, car dans ce quartier il y avait une pièce de terre devant 13 sols de rente « à la Maladreye de Sainct-Johan » (aveu, 16 juin 1572 (1) ;

13° Le Vert Buisson, aux Hallais, sur l'ancien chemin de Graval à Neufchâtel ;

14° La Cressonnière, près les sources du ruisseau ;

15° Le bois des quatre curés, sur la limite des communes de Neuville-Ferrières, Bouelles, Saint-Germain-sur-Eaulne et Sainte-Beuve-Epinay, ainsi appelé parce que les curés de ces quatre paroisses y avaient droit de dîme ;

16° La Croix.
Le Bois-au-Bec ou Auber ou encore au maître.
Le Buquet.
La Chennevière.
La Landelle.
La Thieulerie.
La Chaussette.
L'herbage Saint-Martin.
Le chemin Pachou.

(1) La maladrerie Saint-Jean occupait l'emplacement de la ferme dite aujourd'hui de Saint-Jean, dépendant de la commune de Neuville-Ferrières et située sur la route de Dieppe à Gaillefontaine, tout près de Neufchâtel.

Le Lormel.
Le camp Osmont.
Le Ricaillot.
La Bucaille.
Le Bus.
Le Clos.
Le Camp-Harang.
Pente Lambert.
Clos Hobbes.
Les trois vergées.
Le val Haleux.
Les Hauts-Prés.
Les Bas-Prés.
Le Four à chaux.
Le hameau du Vieux-Tibout
La Fourcelle.
Le Court-Morcel.
Le Bois aux sages.
La Haitrage (les Hetraux).
Le Val des deux côtes.
La Bellette.
La Mare au Roi.
Le Froc de la ville.
Le Bois Commaitte.
Le Quef de la ville.
Les Quevillons.
La Hache.
Le Mont d'or.
Le Mont des Pleurs.
Le Fond des croix.
La Genette.
La longue Reille.
Le chemin pavé.
L'Acrette.
Le Moulin-à-Vent.
La terre Cahos.
Le Cassis.
Le val Postel.
Le Bordel aux Malades.
Le camp du Sur.
Les Feuquerest.
Les Cornets.
Le val de Campagne.
Le mont de Campagne.
La fontaine Tianche.
La fontaine Navet.
La Houblonnière.
Les Brinques.
La Noë tournée.
Le Ruissel de la ville.
Le val Raoul de Bouelles.
L'Ormelet de Cornemesnil.
La Fosse Bourdon.
Le Courtil Pachon.
L'Epron.
Les Pommiers.
Les Hariquettes.
La Mare au Périer.
Le Vauchel.
Les Portes.
La Ceinture.
Le camp des Marettes.
Le camp des Trentes Œufs.
Le Bouloir (1).

(1) Tous ces noms et renseignements nous ont été fournis par les archives du château de Bouelle, déposées au presbytère par Mme la marquise de Forget, avant son départ du pays.

§ 7. — La Croix de Bouelles

La *Croix de Bouelles* est le nom d'une variété de pommes très renommée dans les pays environnants. Elle est mûre au commencement d'octobre et peut attendre facilement la seconde quinzaine de décembre pour le brassage. Son nom lui vient probablement de ce qu'un pommier non greffé, ou d'une espèce n'ayant pas de nom connu dans la contrée, ou encore d'une qualité spéciale et unique dans le pays, se trouvait planté près du Calvaire, de la Croix de Bouelles, et comme il donnait d'excellents fruits à cidre, il servit à greffer beaucoup d'autres sujets et se trouva ainsi très répandu dans le pays et les environs et il conserva le nom de son lieu d'origine : la Croix-de-Bouelles. Telle est la tradition. Il paraît que cette même pomme est connue ailleurs, notamment du côté de Blangy, sous le nom de : Rouge amère.

§ 8. — Industrie

En 1687, il y avait à Bouelles un drapier, nommé Jacques Le Prevost. Vers 1730, il y avait aussi un sergier. Ce qui semblerait indiquer qu'aux XVIIe et XVIIIe siècles on faisait à Bouelles le tissage à la main puisqu'on y fabriquait du drap et de la serge. En 1818, nous trouvons encore une fileuse de lin : Geneviève-Liberté Guerard. Enfin, le 10 avril 1823, on inhumait à Bouelles, Jacques Monnier, tisserand, aux Hallais.

L'industrie locale est actuellement la fabrication du fromage dit de Neufchâtel. Presque tous les cultivateurs et herbagers façonnent ce produit qui, fait dans de bonnes conditions, est vraiment délicieux. Nous avons spécialement plusieurs maisons qui donnent une qualité tout-à-fait supérieure. Dans le commerce ces produits perdent rapidement leur qualité à cause de la chaleur et des différentes manipulations qu'on leur fait subir. Les meilleurs sont ceux qui sont fabriqués au mois d'octobre et consommés au printemps suivant.

Les bondons de Neufchâtel (les bondards, comme disent les

irrévérencieux) tiennent parfaitement leur place sur une table, même dans les grands festins, surtout quand ils ont conservé leur belle robe blanche couverte seulement de quelques taches rouges. Il est d'usage, dans le pays de Bray, de servir le fromage de Neufchâtel sans enlever la peau et beaucoup même trouvent à celle-ci une saveur toute particulière et nous ne les en blâmons point.

Il n'y a à Bouelles que quelques maisons, quatre ou cinq seulement, où l'on fabrique le beurre.

La culture des champs est le blé, l'avoine et l'orge comme céréales ; le trèfle, le sainfoin, la minette et les pois comme fourrage ; les bettraves, carottes et luzerne en très petite quantité. La plus grande partie des fourrages est produite par les prés et les prairies flottantes.

Telle est la physionomie générale de la commune de Bouelles.

Avril-Mai 1903. Abbé M. HIARD.

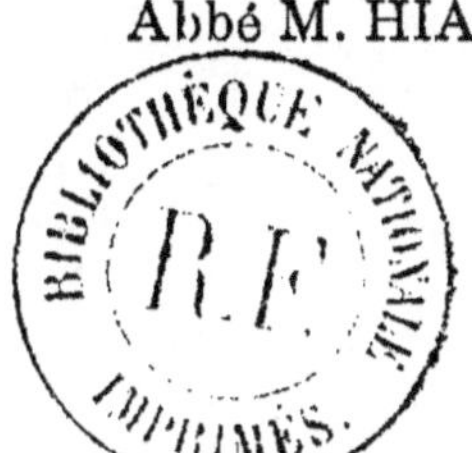

Sotteville-lès-Rouen. — Imp. E. LECOURT, 48, rue Pierre-Corneille

www.ingramcontent.com/pod-product-compliance
Lightning Source LLC
LaVergne TN
LVHW052031160826
845678LV00003B/1277

* 9 7 8 2 3 2 9 6 3 5 9 9 6 *